AF299726

T 673
172

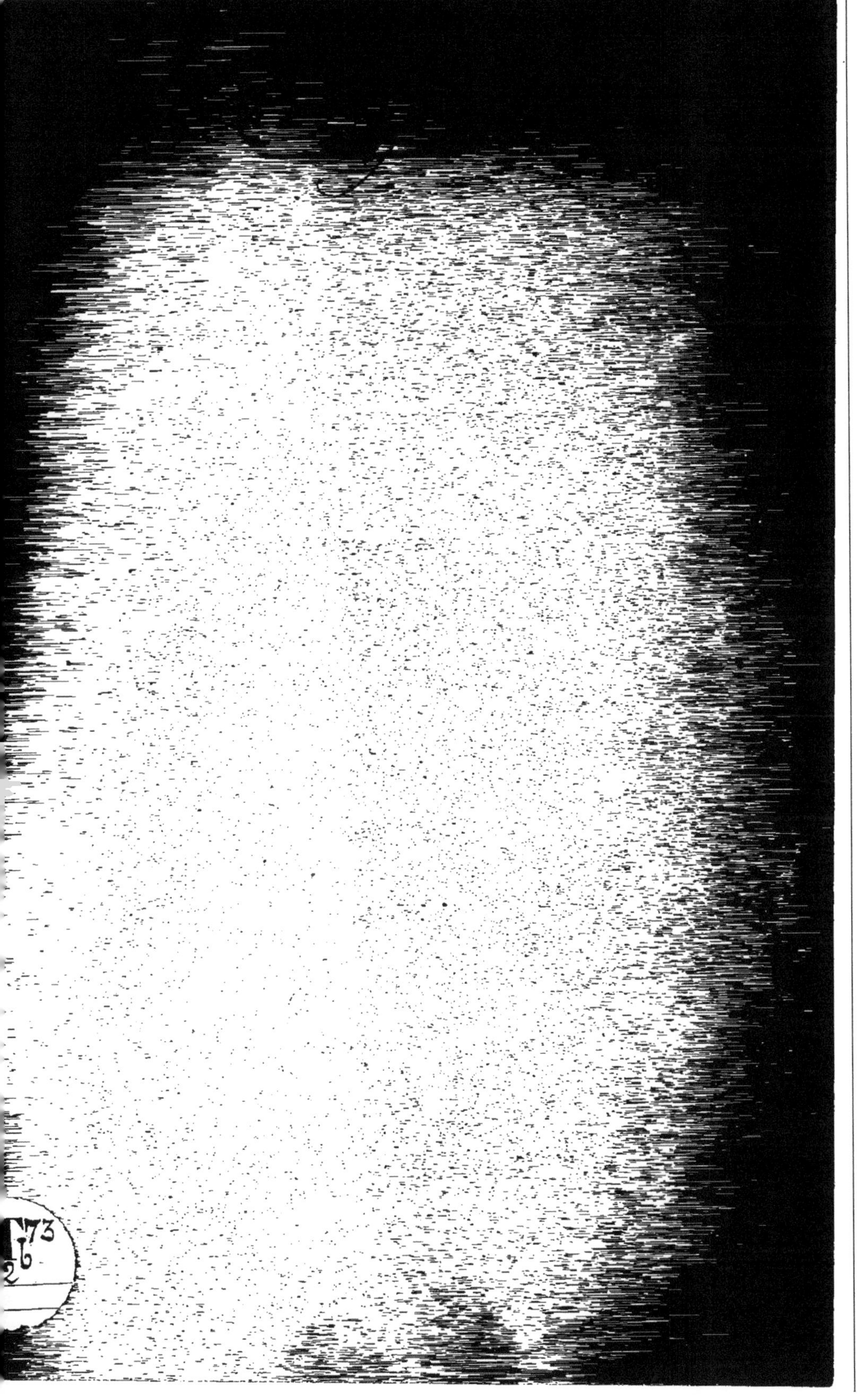

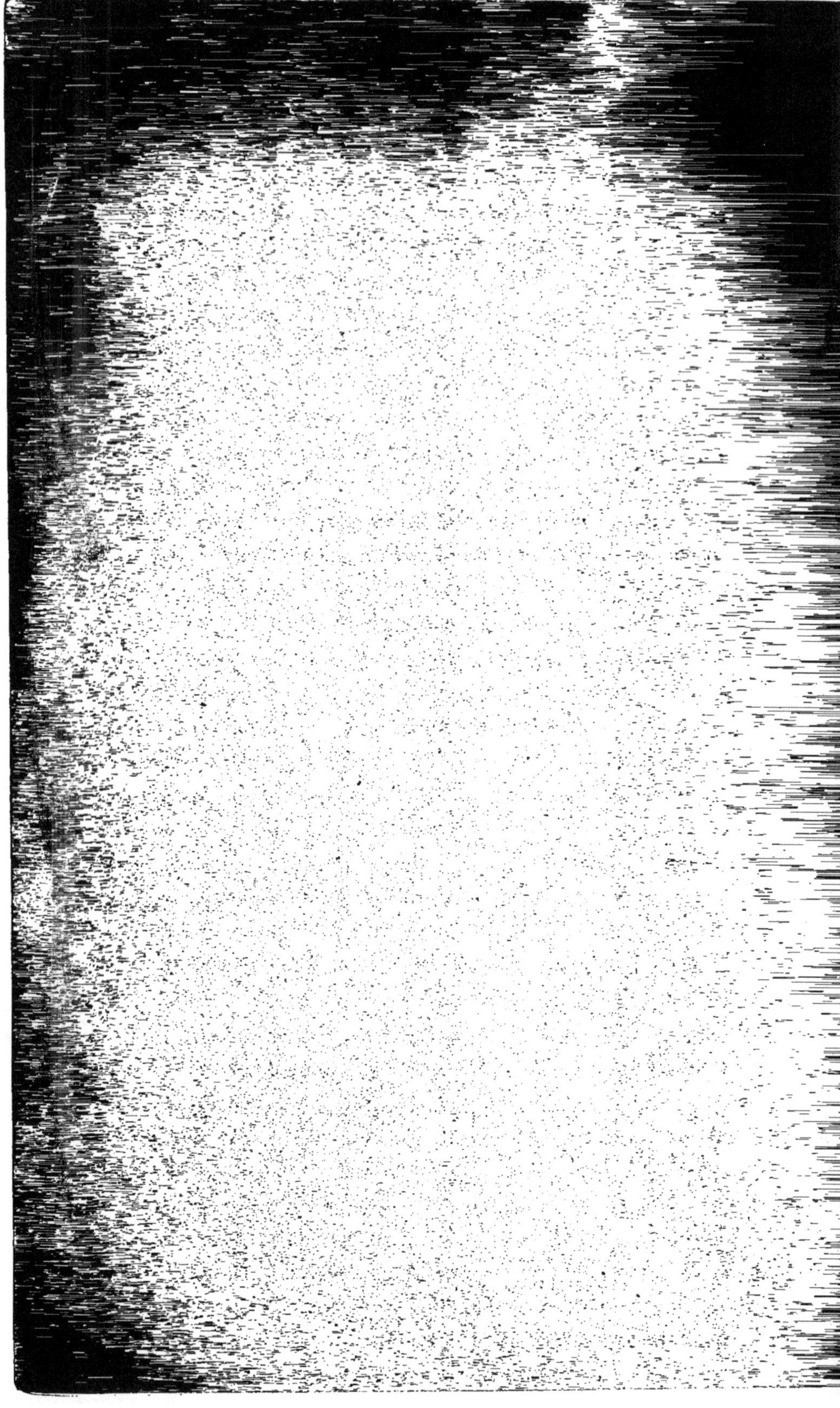

OBSERVATION
D'UN CAS TÉRATOLOGIQUE RARE

MALFORMATION

DES PAROIS DE LA CAVITÉ BUCCALE ET DE L'OREILLE MOYENNE

Par A. NICOLAS, Agrégé, Chef des travaux anatomiques

Et A. PRENANT, Chef des travaux histologiques

à la Faculté de médecine de Nancy

Le monstre qui fait l'objet de la présente observation est un agneau nouveau-né, dont la tête seule était malformée et par suite a exclusivement attiré notre attention[1].

Ce qui frappe les regards dans la monstruosité en question, c'est, en même temps qu'une fissure palatine complète, la présence d'une large perte de substance transversale qui prolonge en arrière l'ouverture buccale bien au delà du lieu habituel des commissures. On peut dire, pour nous servir d'une expression vulgaire, que cet animal a la bouche fendue jusqu'aux oreilles, et même au delà. Ce caractère, qui domine toute la monstruosité, d'une bouche démesurément agrandie, pourrait peut-être suffire à qui voudrait imposer un nom au cas dont il s'agit ici, pour faire adopter l'expression de *megalostome*, par laquelle

---

1. La tête de ce monstre nous a été envoyée par le Dr E. Legrain, qui, à l'autopsie de l'animal, n'avait rien découvert dans le reste du corps qui pût être intéressant. Nous remercions vivement notre confrère de nous avoir mis à même d'examiner un cas tératologique assez remarquable.

Gurlt a désigné des malformations analogues. Nous lisons en effet
dans Gurlt[1], au chapitre intitulé *Monstruositates per fissuras
alienas* :

« Spaltung der Wangen (*Fissura buccalis congenita*) ist bei
den Thieren in drei verschiedenen Graden vorgekommen... In
einem höheren Grade reicht die Spalte bis an die Ohren, so dass
die Paukenhöhlen unten offen sind (*Megalostomus*). Diese Form
kam bei 4 Lämmern vor. Otto hat bei einem Lamme und einem
Kalbe diese Spaltung beobachtet. »

Cette monstruosité ne se trouve ni décrite ni figurée dans aucun des différents ouvrages de tératologie que nous avons pu
consulter. Elle ne rentre dans aucun des genres établis par
I. Geoffroy Saint-Hilaire ; Vrolik, Ahlfeld ne la figurent pas ;
Panum ne la signale pas davantage ; quant à l'ouvrage d'Otto
dans lequel, au dire de Gurlt, se trouvent rapportés deux cas,
nous n'avons pu, à notre grand regret, nous le procurer.

Les fissures géniennes bi-latérales ne sont pas absolument
semblables à la malformation que nous allons décrire. On en
connaît des observations (chez l'homme) parmi lesquelles nous
citerons celles de Muralt, de Langenbeck, de Fergusson et d'autres encore rassemblées dans le mémoire de Debout (*Bulletin
thérapeutique*, 1862) et signalées dans le travail de Roulland
(*Bullet. Soc. anat.*, 1886).

D'autre part, et malgré que ces fissures soient accompagnées
généralement de perturbations anatomiques dans le domaine des
os ou des organes voisins (maxillaire inférieur, oreille), l'en-
semble des troubles tératologiques que présente notre cas paraît
lui donner une individualité distincte.

Examen extérieur.

Vue de profil (Pl. I), lorsque la mâchoire supérieure et la mâchoire inférieure ont été quelque peu rapprochées, l'ouverture
buccale a la forme d'un V horizontalement placé, dont la pointe
serait arrondie, et dont les branches seraient inégales, la branche

1. Gurlt, *Die neuere Literatur über menschliche und thierische Missgebur-
ten.* (*Virchow's Archiv*, Bd. 74, 1878.)

supérieure, qui correspond à la lèvre supérieure, étant plus longue que la branche inférieure. En effet, de la partie antérieure du nez à la commissure buccale, on compte 9^{cm},6, tandis que la lèvre inférieure n'a que 8^{cm},5. Il en résulte que la symphyse maxillaire est en retrait sur l'extrémité du nez d'un peu plus de 1 centimètre.

Toutefois observons que, dans la situation droite de la tête, la mâchoire inférieure retombe au-devant du cou ; la cavité buccale apparaît alors largement béante [1].

Au-dessous de l'angle arrondi qui représente la commissure de la large ouverture buccale, on voit de chaque côté un pavillon. Au-dessus de la même commissure est appendue une petite languette cutanée contenant un cartilage de forme triangulaire, qui dès l'abord semble un lambeau de pavillon, détaché de la portion principale.

En se reportant à la photographie (Pl. II) qui représente une vue de face de la tête, et qui a été disposée de façon à montrer surtout l'intérieur de la cavité bucco-naso-pharyngienne, on peut décomposer la paroi de cette cavité en trois régions, que nous distinguerons en supérieure, inférieure et intermédiaire.

1° La région inférieure, formant un plan oblique en bas et en avant, est constituée par la langue derrière la base de laquelle se trouvent l'épiglotte et l'entrée du larynx, par la muqueuse buccale, par les arcades dentaires et la lèvre inférieure. Les arcades dentaires sont fortement déjetées en dehors, de telle sorte que la face interne des dents regarde en haut et un peu en dedans. La lèvre inférieure, étroite en avant, sur le tiers antérieur de ses parties latérales, s'élargit en arrière où elle se couvre de papilles nombreuses et très développées, et forme ainsi un bourrelet qui s'épaissit graduellement d'avant en arrière pour se terminer par un rebord arrondi.

2° La région intermédiaire (Pl. II, R i), verticale, peut être elle-même subdivisée en trois parties : une moyenne et deux latérales.

La partie moyenne, de forme trapézoïdale, dont le plus grand

1. La mâchoire inférieure affecte alors une situation intermédiaire entre celle qu'on lui a donnée dans la planche I et celle qu'elle a dans la planche II.

diamètre transversal mesure 21 millimètres, tandis que son diamètre vertical est de 16 millimètres, n'est autre que la face postérieure du pharynx. Le long de la ligne médiane de cette partie descend, en s'atténuant, une crête muqueuse (c), qui plonge dans le pharynx même, où on la perd de vue.

Les parties latérales sont inclinées à angle obtus sur la partie moyenne, et regardent en dehors et en avant. Elles offrent à constater les détails suivants. Sur une certaine étendue de chacune des parties latérales, la muqueuse est déprimée en une fossette (Pl. II, F), plus profonde du côté droit que du gauche ; le fond de la fossette est anfractueux, et laisse apercevoir sous la muqueuse une saillie arrondie et blanchâtre. Au-dessous de la fossette, à l'union de la peau et de la muqueuse, près des attaches du pavillon, la muqueuse est soulevée par un anneau osseux, qui encadre une dépression arrondie (O M), où l'on peut reconnaître des osselets de l'ouïe. A la jonction de la partie latérale et de la base du crâne, on trouve une rainure que limitent deux rebords saillants, de consistance cartilagineuse ; cette rainure est allongée d'avant en arrière et de dedans en dehors, et aboutit extérieurement à la fossette anfractueuse dont il a été question tout à l'heure.

3° La région supérieure ne nous arrêtera pas longtemps. Elle est caractérisée, ainsi que nous l'avons déjà fait pressentir, par une large fissuration de la voûte palatine. Cette perte de substance intéresse presque tout l'espace compris entre les arcades dentaires supérieures, ne laissant en connexion avec elles qu'un étroit rebord osseux qui l'encadre sur tout son pourtour, c'est-à-dire aussi bien en avant que sur les parties latérales. En arrière et de chaque côté, en un point qui correspond à l'extrémité postérieure du rebord osseux, vestige de la voûte palatine, on observe un petit appendice charnu et mobile qui paraît représenter la moitié très réduite et presque méconnaissable du voile du palais complètement divisé.

Au travers de la perforation on aperçoit sur la ligne médiane le bord inférieur de la cloison des fosses nasales (C N) qui se prolonge en arrière sur la paroi postérieure du pharynx, pour y former la crête dont nous avons signalé plus haut l'existence. De chaque côté apparaissent les cornets inférieurs saillants dans les fosses nasales largement béantes.

Nous aurions voulu faire une observation anatomique complète. Malheureusement, ainsi que nous en avait prévenu M. Legrain, l'animal avait été tué sans précaution par le berger, et son crâne se trouvait fracturé en plusieurs endroits, de sorte que nous dûmes nous contenter d'étudier les principales particularités de notre monstruosité et renoncer à une dissection minutieuse.

Nous allons donc reprendre chacune des régions que nous avons distinguées, signalant les quelques détails que nous avons été à même d'observer et cherchant à les interpréter.

RÉSULTATS DE LA DISSECTION.

Région intermédiaire.

Dans cette région les parties latérales seules présentent de l'intérêt. Nous y avons décrit deux fossettes : l'une antérieure, ou plus élevée ; l'autre postérieure, ou située plus bas. Que sont ces deux fossettes ?

Dans la première, nous avons signalé plus haut, parmi les anfractuosités, une saillie osseuse. Celle-ci, ouverte, s'est trouvée n'être autre chose que le limaçon. Une fossette, dans laquelle le limaçon fait saillie, ne peut appartenir qu'à la caisse du tympan, qu'elle représente en partie. D'autre part, dans la deuxième fossette, à laquelle aboutit le conduit auditif externe, nous trouvons un osselet de l'ouïe et une membrane du tympan. Cette fossette est donc aussi une portion de la caisse tympanique. Nous arrivons ainsi rapidement à ce résultat, que la caisse du tympan est ici largement béante et représentée par deux dépressions éloignées l'une de l'autre, comme les deux valves d'une coquille que l'on aurait disjointes.

L'une de ces dépressions est la paroi externe de la caisse. Elle est limitée par une cupule osseuse (*c u*, fig. 1 et 2), qui se prolonge par en bas vers le conduit auditif cartilagineux, qui lui fait suite.

On peut décrire à cette cupule deux faces, une supérieure concave, et une inférieure convexe. La concavité de la face supérieure se trouve divisée en deux étages superposés, d'inégale grandeur, par la membrane du tympan (T y). Celle-ci, de forme circulaire, d'un diamètre de 3, 5 millimètres, orientée comme l'est d'ailleurs la cupule elle-même, est à peu près horizontale, quoique légèrement tournée en dehors, sur la tête telle qu'on la voit placée dans la planche I. La membrane du tympan s'insère à la cupule osseuse sur deux petites crêtes semi-lunaires. Si l'on enlève la membrane tympanique, on tombe dans un petit recessus, qui n'est autre que l'étage inférieur, et l'on aperçoit l'embouchure du conduit auditif cartilagineux. Il devient alors vraisemblable que le recessus en question représente le conduit auditif osseux déformé. Les rapports de la membrane du tympan et du conduit auditif ne sont d'ailleurs pas exactement ceux que l'on observe à l'état normal, la membrane du tympan étant devenue ici oblique sur le conduit auditif, au point que son plan est presque parallèle à l'axe de ce dernier. Sur la face supérieure du tympan (face interne d'un tympan normalement dirigé), est appliqué, suivant toute la longueur du diamètre transversal de la membrane, le manche du marteau légèrement incurvé (fig. 2, m t). La tête du marteau, située hors des limites de la membrane du tympan, vient se loger dans une brèche que présente le pourtour de la cupule osseuse. C'est qu'en effet, le bord de cette dernière, replié sur lui-même en forme d'ourlet, plus large en arrière qu'en avant, est interrompu en dehors, au niveau de l'endroit où le conduit auditif cartilagineux s'attache à l'os.

La face inférieure convexe est régulière et lisse (fig. 3), sauf en avant et en bas où l'on voit un petit os qui s'enfonce dans une scissure de la paroi de la cupule sans avoir avec celle-ci d'autres connexions que des rapports de contiguïté. Cet osselet, prolongé jusqu'à paraître sur la face concave de la cupule, se continuerait avec le marteau dont il représenterait, du moins par la direction, l'apophyse grêle. Toutefois, hâtons-nous d'ajouter que ce n'est là qu'une signification hypothétique imposée à cet osselet.

A l'os cupuliforme est appendu un osselet plus considérable que le précédent et qui, en raison de ses rapports avec le maxillaire inférieur, sera avec plus de fruit examiné en même temps que ce dernier. Enfin, quand nous aurons dit qu'à la cupule osseuse est suspendue la chaîne des os hyoïdiens, nous aurons terminé ce qu'il y a à dire sur cet os, ses rapports et, en général, sur la dépression qui représente la paroi externe de la caisse du tympan.

La paroi interne de la caisse (fossette supérieure), à part les nombreuses anfractuosités qui en accidentent le fond et le limaçon qui y fait saillie, ne présente rien de particulier à noter. Nous avons trouvé cependant, au fond de l'une de ces anfractuosités et seulement du côté droit, un petit osselet ovoïde qui pourrait bien être un étrier très réduit ou une portion de l'étrier (?). Du reste, rien qui corresponde aux fenêtres, ovale ou ronde, de l'oreille moyenne [1].

On se rappelle que, de la portion la plus élevée du pharynx part une rainure *t e* (fig. I), limitée par deux rebords saillants, qui suit une direction oblique en dehors et en arrière pour aboutir à la fossette supérieure dont il a été tout à l'heure question et que nous considérons comme la paroi interne de la caisse du tympan. Si nous tenons compte de la direction générale de cette gouttière, du lieu où elle aboutit de part et d'autre, de la nature cartilagineuse enfin de ses rebords, nous n'aurons pas de peine à voir dans cette rainure une trompe d'Eustache transformée en gouttière par suite de l'absence de la muqueuse qui forme d'habitude son plancher.

Entre les deux fossettes supérieure et inférieure, que nous considérons comme les deux valves d'une oreille moyenne béante,

---

1. En somme nous n'avons trouvé qu'un marteau et un étrier, encore ce dernier est-il plus que problématique, et aucune trace de l'enclume. A ce propos, nous avons cherché si les anomalies des osselets de l'ouïe ne présentaient pas quelque fixité et des caractères en rapport avec ceux des malformations des parties voisines. Il résulte, au contraire, des travaux dont nous avons pu prendre connaissance que les osselets sont soumis à des anomalies extrêmement variables, tant sous le nombre des pièces que par rapport à leur état anatomique et à leurs connexions. Le lecteur qui voudra être édifié sur le bien-fondé de notre remarque pourra consulter les mémoires de Lincke (*Handbuch der Ohrenheilkunde*, Bd. I), de Schwartze (in *Klebs' Handbuch d. patholog. Anatomie*, Lief. 6), de Wallmann (*Virchow's Archiv*, Bd. XI), de Meyer (*Langenbeck's Arch.*, Bd. XXIX). Dans ce dernier travail se trouvent rapportés quatorze cas où les malformations des osselets se présentent sous les formes les plus diverses.

est tendue une muqueuse que l'on peut rattacher à la paroi postérieure du pharynx avec laquelle elle se continue, et qui est doublée d'une couche musculaire que le scalpel n'a pu analyser.

Pour en finir avec les parties latérales de la région intermédiaire, disons deux mots des lobes du pavillon que nous avons distingués en supérieur et inférieur. Ce dernier (*p i*, fig. I et fig. V), de beaucoup le plus considérable, se continue avec le conduit auditif (*c a*). Il donne insertion à plusieurs muscles (*a u*, fig. V) dans lesquels nous renonçons à retrouver les muscles normaux du pavillon de l'oreille du mouton. Le lobe supérieur, très réduit, donne aussi insertion à des muscles plus difficiles encore à nommer que ceux qui mouvaient le lobe inférieur [1].

Région inférieure.

Rappelons l'existence d'un bourrelet situé de chaque côté en dehors de l'extrémité postérieure de l'arcade dentaire inférieure ; ce bourrelet est dû au soulèvement de la muqueuse par une glande (*voir* pl. II et III, fig. 1, *g l²*). La muqueuse de la lèvre inférieure est doublée par des fibres musculaires à direction antéro-postérieure qui s'insèrent sur le bord postérieur et un peu sur la face externe du maxillaire, et qui représentent assez bien une portion du buccinateur ou alvéolo-dentaire (*a d*, fig. V).

C'est la constitution et les rapports du maxillaire inférieur qui sont les plus intéressants à examiner. La branche horizontale de cet os est fortement tordue sur son axe et incurvée en S selon ses bords ; sa face externe est concave de haut en bas, sa face interne convexe dans le même sens. Celle-ci (fig. IV) présente de

---

1. Il existe un certain nombre de cas de dislocation du pavillon de l'oreille. Dans le cas de Heusinger (*Specimen malœ conformationis organorum auditus humani*, etc., Jenae, 1824, refer. in *Lincke's Handb. der Ohrenheilk.*), il existait à la place du pavillon deux petits lobes cutanés éloignés l'un de l'autre, placés au-dessus et au-dessous du conduit auditif externe, auxquels s'attachent les muscles rétracteurs et le muscle élévateur. Virchow (*Ueber Missbildungen am Ohr und im Bereiche des ersten Kiemenbogens* [*Virchow's Archiv*, Bd. 30]) a trouvé chez un enfant le pavillon remplacé de chaque côté par plusieurs appendices auriculaires. Dans deux cas de Fergusson, le tragus était tiré en bas vers le côté de la face, et se trouvait à 1 centimètre au-dessous et en avant de sa situation normale (Fergusson, cité par Roulland).

nombreux reliefs et anfractuosités. On ne trouve pas de branche montante bien caractérisée ; seulement l'extrémité postérieure de l'os maxillaire est pourvue de deux apophyses, à peu près d'égale importance, juxtaposées, l'une étant située un peu en avant et en dedans de l'autre. Il faut évidemment voir dans ces deux apophyses les représentants de la coronoïde et du condyle de la mâchoire inférieure.

Les rapports du maxillaire inférieur avec les os voisins sont les suivants. Nous avons signalé, comme s'attachant par des trousseaux fibreux à la cupule osseuse qui limite en partie la caisse du tympan, un petit os qui, vu du dehors, présente une face convexe, de forme losangique (fig. II, *x*), tandis que sa face interne est excavée et se trouve partagée, par une crête tranchante verticale, en deux fossettes d'à peu près égale capacité (fig. IV, *x*). Dans chacune de ces fossettes s'engagent respectivement la coronoïde et le condyle. La face externe convexe, située immédiatement sous la muqueuse, donne insertion à un petit muscle auriculaire. Que représente cet os ? Nous avouons franchement notre ignorance à cet égard [1].

Les seuls muscles prenant insertion sur le maxillaire inférieur

---

1. Dans des cas tératologiques plus ou moins comparables au nôtre, on a signalé des difformités de la mâchoire inférieure et de la partie adjacente du temporal. Ainsi, Canton (*Path. Soc. Transac.*, 1861) cite l'observation d'une jeune fille de 16 ans, chez laquelle il a constaté l'absence totale de la branche montante gauche ; à la place il y avait deux petites pointes osseuses auxquelles s'attachaient les muscles et les ligaments (Canton, cité par Roulland). Dans un cas de Wreden (*Beschreibung und Kritik einer angeborenen Missbildung des Ohres*, etc. [*Saint-Petersb. med. Zeitschr.*, Bd. 13, 1867]), la mâchoire inférieure était en retrait sur la supérieure, les processus condyloïde et coronoïde extraordinairement grands, difformes ; il n'y avait ni tête articulaire, ni fosse glénoïde. Virchow (*loc. cit.*) a trouvé la moitié droite du maxillaire inférieur très courte, les processus condyloïde et coronoïde absents, le maxillaire se terminant en arrière par un ligament solide, attaché au temporal dans la région du tubercule articulaire. Roulland (*Bull. Soc. anat.*, 1886) rapporte l'observation d'une enfant chez laquelle la partie horizontale droite du maxillaire ne supportait pas de branche montante ; elle était seulement terminée par une lamelle osseuse très mince et longue de 2 millimètres environ ; il n'y avait ni apophyses coronoïde et condylienne, ni tête articulaire. A la petite pointe osseuse qui les remplaçait venaient s'attacher les muscles et les ligaments qui suspendent le maxillaire aux os de la tête. De plus, absence totale de cavité glénoïde, et distance d'environ 1 centimètre entre la base de l'apophyse zygomatique et l'extrémité du maxillaire.

étaient : pour la face interne, un digastrique assez réduit, surtout dans son ventre antérieur, et s'insérant très en arrière sur le maxillaire ; un mylo-hyoïdien, un génio-glosse, un génio-hyoïdien ; pour la face externe, le buccinateur (alvéolo-dentaire), dont il a déjà été question, et enfin un petit muscle rayonné (*m a*, fig. 5) descendant du bord antérieur de l'os énigmatique (*x*) et venant s'épanouir sur la partie la plus reculée de la face externe du maxillaire, affectant ainsi la direction et la forme générale d'un masséter qu'il représenterait sous des dimensions réduites. Nous n'avons rien trouvé en fait de ptérygoïdiens. Quant au temporal, il s'insérait dans une fosse temporale très minime sous une arcade zygomatique très courte ; pour ce qui est de ses attaches inférieures, la présence d'une ecchymose considérable nous a empêchés de le découvrir.

En disant que l'appareil hyoïdien était normal, nous aurons terminé la description de la région inférieure et de tout ce qui s'y rattache.

Région supérieure.

Nous avons fort peu de choses à ajouter à ce que nous a révélé l'examen extérieur de cette région. Rappelons le petit rudiment de voile du palais. En arrière et en dehors de ce dernier, on voyait une saillie ovoïde (*g l'*, fig. I) due à l'existence d'une glande. La lèvre supérieure renferme un muscle qui paraît n'être autre chose que l'autre moitié de l'alvéolo-dentaire.

Nous regrettons de n'avoir pas pu pousser plus à fond nos investigations et en particulier de n'avoir pas pu examiner la base du crâne. On a vu quelles sont les raisons qui nous en ont empêchés. Tout ce que nous pouvons dire, c'est que d'abord il n'existait certainement pas de cavité glénoïde et que, d'autre part, la base du crâne semblait dépourvue des reliefs (ailes du sphénoïde, bulle tympanique, par exemple) qui, à l'état normal, la rendent si irrégulière.

Nous croyons utile de faire suivre la description qui précède de quelques considérations sur la façon dont a pu se produire cette monstruosité. Chercher à en donner une explication étiologique serait une tâche téméraire, sinon impossible. Tout ce qu'il est permis de faire, c'est de mettre sous les yeux du lecteur les dispositions normales chez l'embryon, de leur comparer les malformations que nous avons observées, et de voir quel a pu être le chemin parcouru par l'évolution tératologique. Des perversions du développement aussi considérables que celles que présente notre monstre n'ont pu être amenées que par des causes énergiques, bien limitées et agissant très symétriquement. Les malformations sont concentrées dans la région auriculaire. Or, nous savons que cette région, reportée à la topographie de l'embryon, y est représentée par la première fente branchiale et les arcs adjacents. Ce sont donc ces parties dont il convient d'examiner les dispositions chez l'embryon. On sait que les fentes branchiales, en général, et la première, en particulier, après avoir été considérées comme de véritables fentes, ont été regardées plus tard par His comme de simples sillons ecto- et ento-blastiques, et qu'enfin, dans ces derniers temps, plusieurs auteurs (Liessner, Kastschenko) ont montré qu'il existait réellement, au niveau de plusieurs d'entre elles, des trous (*Schlundloch*) ou des fissures (*Schlundfurche*) faisant communiquer la cavité pharyngienne avec l'extérieur.

Il en est ainsi pour la première fente, la seule qui nous intéresse spécialement ; elle présente à son extrémité dorsale un orifice de ce genre.

Rappelons maintenant les principales opinions sur le développement de l'oreille moyenne. Il est très généralement établi que la première fente, quelle que soit l'idée qu'on s'en fasse, qu'on la considère comme ouverte ou fermée, partiellement ou en totalité, contribue, soit dans toute sa longueur, soit dans une partie de son étendue, à la formation de l'oreille moyenne et de l'oreille externe. C'est ce qui ressort des observations de Kölliker, His, Moldenhauer, Hoffmann. Nous lisons, en effet, dans Hertwig (*Lehrbuch der Entwickelungsgeschichte*, p. 380), sous forme de conclusion : « Das mittlere und das aüssere Ohr sind von dem oberen Theil der ersten Schlundspalte (dem Spritzloch der Selachier) und ihrer Umrandung abzuleiten. Aus der Verschlussplatte der ersten Schlundspalte nebst angrenzenden Theilen der Schlundbogen entwickelt sich das Trommelfell, welches ursprünglich ziemlich dick ist und sich erst allmählich zu einer durchsichtigen Membran verdünnt. Aus einer Bucht an der Innenseite des Trommelfells, dem Sulcus tubotympanicus, und aus einer nach oben, aussen und hinten gerichteten Aussackung derselben entstehen die Paukenhöhle und die Eustachische Röhre. Der aüssere Gehörgang entwickelt sich aus der Umrandung der nach aussen vom Trommelfell gelegenen Bucht, und die Ohrmuschel aus 6 Höckern, die sich zum Tragus, Antitragus, Helix, Anthelix und zu dem Ohrläppchen umgestalten. »

Ces données ont été cependant modifiées par les recherches de Gradenigo (La *Riforma medica*, 1886) et de N. Kastschenko (*Arch. f. mik. anat.*, 1887). Gradenigo, entre autres conclusions, dit : « Per quanto riguarda la tromba, lo spazio tubo-timpanico ai lati del cranio nei primissimi stadi, quando le parti scheletriche nell' embrione sono appena accennate, è rappresentato non solo dalla prima fessura branchiale, ma anche dalla fessure che restano tra le superficie interne dei primi due archi branchiali e la parete laterale del cranio. Ora sono per lo appunto queste ultime fessure al lato interno degli archi branchiali, quelle che, subendo una serie die complicate ma ben determinate modificazioni, prodotte dal modo di sviluppo delle parti scheletriche vicine, si trasformano da ultimo nello spazio tubo timpanico, mentre il segmento interno della vera fessura branchiale finisce col chiudersi.

« La cavità tubo-timpanica non deve essere perciò riguardata come una estroflessione del canale intestinale verso l'indietro ; ma è già fino dai primi stadi dello sviluppo rappresentata da uno spazio molto più grande, che subisce più tardi un processo parziale di involuzione. »

Voici, d'autre part, ce que dit Kastschenko (*loc. cit.*, p. 7 et suiv.) :

« Wir können also den aüsseren Gehörgang als Derivat der ersten epidermoïdalen Tasche betrachten, weil er wirklich aus der Verlängerung der Wandungen der letzteren entsteht ; aber wir müssen keinesfalls diese zwei Bildungen identificiren, weil der aüssere Gehörgang eine secundäre Bildung ist. Die wirklichen

Reste der ersten epidermoïdalen Tasche stellen die nach vorn gerichtete innere Spitze des aüsseren Gehörganges und die Fossa intercruralis dar... » Et plus loin : « ...Damit wird der Raum der primären Paukenhöhle relativ bedeutend vermindert. Jetzt wird dieselbe von vorn durch den hinteren Rand des ersten und von hinten durch den jetz nach vorn gekehrten früheren inneren Rand des zweiten Schlundbogens begrenzt. Zu gleicher Zeit bildet sich das knorpelige Labyrinth, schiebt sich gegen die primäre Paukenhöhle und verengt besonders den inneren Abschnitt derselben... Es folgt aus den oben besprochenen Thatsachen, dass der mittlere Gehörgang keinesweg saus der ersten Schlundspalte, sondern in Folge der Verengung des Seitentheiles des embryonalen Schlundes entsteht... Das aüssere und mittlere Ohr muss ich für secondäre Bildungen ansehen... Nach meinen Reconstructionsbildern schliesse ich, das wenigstens der grösste Theil des Trommelfells aus dem vorderen Theile des zweiten Schlundbogens gebildet wird... »

Voyons maintenant comment nous pouvons, à l'aide de ces notions, nous faire une idée des modifications que ces parties ont dû subir pour aboutir à la monstruosité que nous avons observée. Pour cela, mettons tout d'abord en regard des faits d'embryologie normale précédemment rapportés les dispositions tératologiques que notre monstre présentait.

Nous avons affaire à deux malformations : 1° une fissuration palatine ; 2° une large ouverture de la bouche et du pharynx et de l'espace tubo-tympanique. Ces deux dispositions anormales sont-elles génétiquement indépendantes l'une de l'autre, ou bien reconnaissent-elles une seule et même origine ; et, dans ce dernier cas, quel est le lien qui les unit ? Autant de questions auxquelles il est impossible de répondre. Car si, d'une part, les deux régions malformées sont assez voisines pour avoir pu être modifiées par un agent unique, d'autre part, les lésions qui les intéressent peuvent s'expliquer par des mécanismes très différents. La fissuration palatine peut être rattachée, comme on le fait d'habitude, à un arrêt de développement. Quant à l'ouverture bucco-pharyngo-auriculaire, elle demande à être examinée de plus près. Résumons en quoi elle consiste.

Elle est caractérisée essentiellement :

1° Par une large ouverture de la bouche et du pharynx ;

2° Par l'ouverture à l'extérieur de l'espace tubo-tympanique et la dislocation en deux valves de l'oreille moyenne, transformation de la trompe en une gouttière ;

3° Par l'abaissement du maxillaire inférieur, son atrophie et sa déformation ;

4° Par la disjonction du pavillon en deux lobes ;

5° Par des osselets imparfaits et numériquement réduits ;

6° Enfin par des formations osseuses en rapport avec la cavité de l'oreille moyenne et avec le maxillaire.

Comment faut-il modifier l'état normal pour réaliser ces malformations ?

En admettant d'abord un arrêt dans le développement des joues, une fissuration génienne complète tant en longueur qu'en hauteur, étendue en arrière jusqu'au bord antérieur de la branche montante du maxillaire, un bec-de-lièvre génien double en d'autres termes, nous obtenons la large ouverture buccale que nous avons ici.

L'ouverture de la cavité tubo-tympanique à l'extérieur peut être rapportée, soit à la persistance d'un pertuis normal de la première fente branchiale, soit à la production tératologique d'un orifice.

En effet, l'existence d'un trou (*Schlundloch*) conduisant du dehors dans l'espace tubo-tympanique et son agrandissement assurent une large communication de l'extérieur avec l'oreille moyenne. Si nous précisons la situation de ce trou, nous trouvons que, vu du dehors, il correspond à l'extrémité dorsale de la première fente, et qu'au-dessous de lui sont situés « les véritables restes de la première poche épidermique », et, plus inférieurement encore, l'entrée du conduit auditif. Ce dernier, se trouvant ainsi au-dessous de l'endroit où la monstruosité a débuté, a pu être épargné par elle. Nous pouvons supposer d'ailleurs que le pertuis de la première fente branchiale n'a pas seul persisté, mais que celui de la deuxième fente a eu le même sort, que les deux trous se sont ensuite confondus en un orifice unique.

Si nous n'admettons pas l'existence du trou normal dont il vient d'être question, il nous faut imaginer qu'il s'est fait une perforation anormale grâce à laquelle la cavité tubo-tympanique s'est ouverte à l'extérieur. Nous pouvons, à ce sujet, faire intervenir l'abaissement du premier ou même du deuxième arc, abaissement qui existe en réalité, puisque les dérivés des deux premiers arcs sont séparés de la base du crâne avec laquelle ils n'ont plus de connexions que par l'intermédiaire des parties molles. Ce processus ouvre largement l'espace tubo-tympanique, dont il déplace par en bas toute la paroi externe, que nous savons formée, si l'on en croit Gradenigo et Kastschenko, non seulement par le fond du sillon ectodermique de la première fente, mais encore par la face interne des deux premiers arcs.

Quant à la dislocation en deux valves de l'oreille moyenne, le déplacement des deux premiers arcs, ces derniers n'eussent-ils agi que par leur propre poids, en donne une explication suffisante.

Dans tous les cas, l'abaissement du maxillaire est encore nécessaire, dès lors que l'on veut réunir l'hiatus buccal à l'orifice de la première fente, et des deux ne faire qu'une seule et même cavité.

Pour ce qui est des causes de l'abaissement du maxillaire, nous n'entendons pas les rechercher ici. On conçoit seulement que ce déplacement ait été suivi de l'atrophie de l'extrémité supérieure du maxillaire privée de ses attaches normales, et que les changements survenus dans les rapports de l'os aient pu en entraîner la déformation générale.

Telles sont les modifications que l'on peut apporter à l'état normal pour produire les dispositions tératologiques les plus essentielles que nous avons eues sous les yeux.

Quant à imposer à ces modifications un ordre chronologique, de nature à faire croire qu'elles sont reliées les unes aux autres par des relations de cause à effet, que, par exemple, c'est l'abaissement du maxillaire inférieur qui a été le point de départ du processus tératologique, ou que ce sont, au contraire, les malformations bucco-pharyngiennes qui en ont été le prélude, c'est ce que nous ne tenterons pas de faire.

Pour ce qui concerne les dispositions tératologiques que nous avons observées du côté du pavillon de l'oreille, des osselets, des formations osseuses en rapport avec la cavité de l'oreille moyenne et du maxillaire, nous les considérons comme accessoires, et comme vraisemblablement secondaires.

Le pavillon de l'oreille était·séparé en deux lobes, bien que le conduit auditif fût intact. Mais il n'y a là rien qui doive nous surprendre ; car nous savons que c'est, non pas sur tout le pourtour de l'orifice du conduit auditif externe, mais seulement sur la moitié supérieure de cette circonférence que se développent les éminences qui donnent naissance aux différentes portions du pavillon. Quant au groupement de ces portions en deux lobes distincts, nous pouvons penser que, d'une part, le petit appendice triangulaire ($p\ s$) est formé par le tragus et peut-être par une partie de l'hélix, c'est-à-dire par les éminences antérieures, tandis que le grand lobe du pavillon ($p\ i$) a été constitué par le reste des ébauches cartilagineuses. La séparation du pavillon en deux lobes a été suivie de leur écartement.

Les anomalies considérables que nous trouvons, tant dans le nombre que dans la forme des osselets de l'ouïe peuvent être mises sur le compte des conditions anormales dans lesquelles se sont trouvés ces osselets. Tiraillés par le fait de la distension de la caisse du tympan, ils ont perdu leurs rapports et, séparés les uns des autres, ont pu s'atrophier. Peut-être le petit osselet que nous avons trouvé, niché dans une anfractuosité de la paroi interne de l'oreille moyenne, est-il un de ces vestiges appartenant à l'étrier, dont il représenterait les branches soudées par suite de l'absence dans leur intervalle de l'artère stapédieuse, tandis que la lame pédieuse fixée au pourtour de la fenêtre ovale comblerait cette dernière. (On sait que pour Salensky, Gradenigo, Rabl, les branches et la lame de l'étrier ont une origine différente).

Tel est, d'ailleurs, le sort que subissent d'habitude, ainsi que l'attestent les observations faites sur les anomalies de l'oreille moyenne et de son contenu, les osselets de l'ouïe, quand l'oreille moyenne est le siège de bouleversements comparables à celui qu'elle a éprouvé dans notre cas.

On comprend enfin qu'il a pu et dû se faire des transformations profondes dans le domaine des os différenciés dans la paroi de l'oreille moyenne et de ceux qui l'avoisinaient plus ou moins directement. L'abaissement du maxillaire ne s'est pas opéré non plus sans entraîner dans la région temporale articulaire des remaniements tels que celle-ci en est devenue presque méconnaissable.

EXPLICATION DES PLANCHES.

PLANCHE I.

La tête du monstre est représentée de profil. La mâchoire inférieure a été un peu relevée vers la supérieure. En Pi et Ps, les deux lobes inférieur et supérieur du pavillon. En OM, l'oreille moyenne, où l'on aperçoit le marteau. La partie latérale droite de la « région intermédiaire » (voir le texte) est désignée par les lettres Ri.

PLANCHE II.

Vue de face de la tête du monstre. La mâchoire inférieure a été abaissée au devant du cou, et la supérieure relevée, de façon à rendre largement béante la cavité bucco-naso-pharyngienne. Les lignes pointillées xx' délimitent la « région intermédiaire » (partie moyenne et portions latérales), au-dessus et au-dessous de laquelle se trouvent les régions « supérieure » et « inférieure » (voir le texte).

OM, oreille moyenne; F, fossette dans laquelle fait saillie le limaçon; TE, trompe d'Eustache à l'état de rainure; C, crête médiane qui prolonge sur la paroi postérieure du pharynx la cloison des fosses nasales CN; FI, cavité des fosses nasales visible par l'absence de la voûte palatine; CO, cornets; Ps, Pi, les deux lobes supérieur et inférieur du pavillon de l'oreille.

PLANCHE III.

FIG. 1. — Cette figure représente la partie latérale droite de la région intermédiaire, la moitié droite de la partie médiane de cette même région, et une portion de la région inférieure.

Pi, lobe inférieur du pavillon; *ps*, lobe supérieur; *ca*, conduit auditif, formé de plusieurs pièces cartilagineuses; *cu*, cupule osseuse qui limite la paroi externe de la caisse du tympan; *f*, fossette qui forme la paroi interne de la caisse; *te*, trompe d'Eustache transformée en gouttière; gl^1, gl^2, saillies glandulaires; *rp*, rudiment du voile du palais; *c*, crête médiane prolongeant la cloison des fosses nasales; *au*, muscle auriculaire; *li*, ligament tendu de la cupule osseuse au maxillaire; *e*, épiglotte; *l*, langue.

Fɪɢ. 2. — Cupule osseuse *cu*), avec le tympan *ty*) et le marteau *mt*); *ca*, conduit auditif; *x*, os énigmatique qui coiffait l'extrémité postérieure du maxillaire *mx*).

Fɪɢ. 3. — Face inférieure convexe de la cupule osseuse *cu*). En pointillé, on a figuré le contour du tympan et le marteau, visibles sur la face opposée de la cupule ; *ag*, apophyse grêle du marteau (?), dont on n'aperçoit que l'extrémité libre ; *st*, stylhyal.

Fɪɢ. 4. — Face interne du maxillaire. A l'extrémité postérieure de ce dernier, on voit les tubercules qui représentent le condyle et l'apophyse coronoïde. En *x*, se trouve figuré l'os énigmatique suspendu à la cupule osseuse *cu*). et dont la face concave, divisée en deux loges par une crête, s'appliquait sur l'extrémité postérieure de la mâchoire, dont elle a été séparée sur le dessin. (La cupule et l'os énigmatique ont été représentés un peu moindres que de nature.)

Fɪɢ. 5. — Face externe du maxillaire, avec les muscles de la région. En *ad*, alvéolo-dentaire ; *ma*, masséter rudimentaire ; *au, au, au*, muscles auriculaires ; *li*, ligament allant du maxillaire à la cupule *cu*), vue ici par sa face convexe ; *ca*, conduit auditif relevé par en haut ; *gl*², glande ; *x*, os énigmatique en rapport avec le maxillaire ; *tr*, trachée.

Nancy, imprimerie Berger-Levrault et Cⁱᵉ.

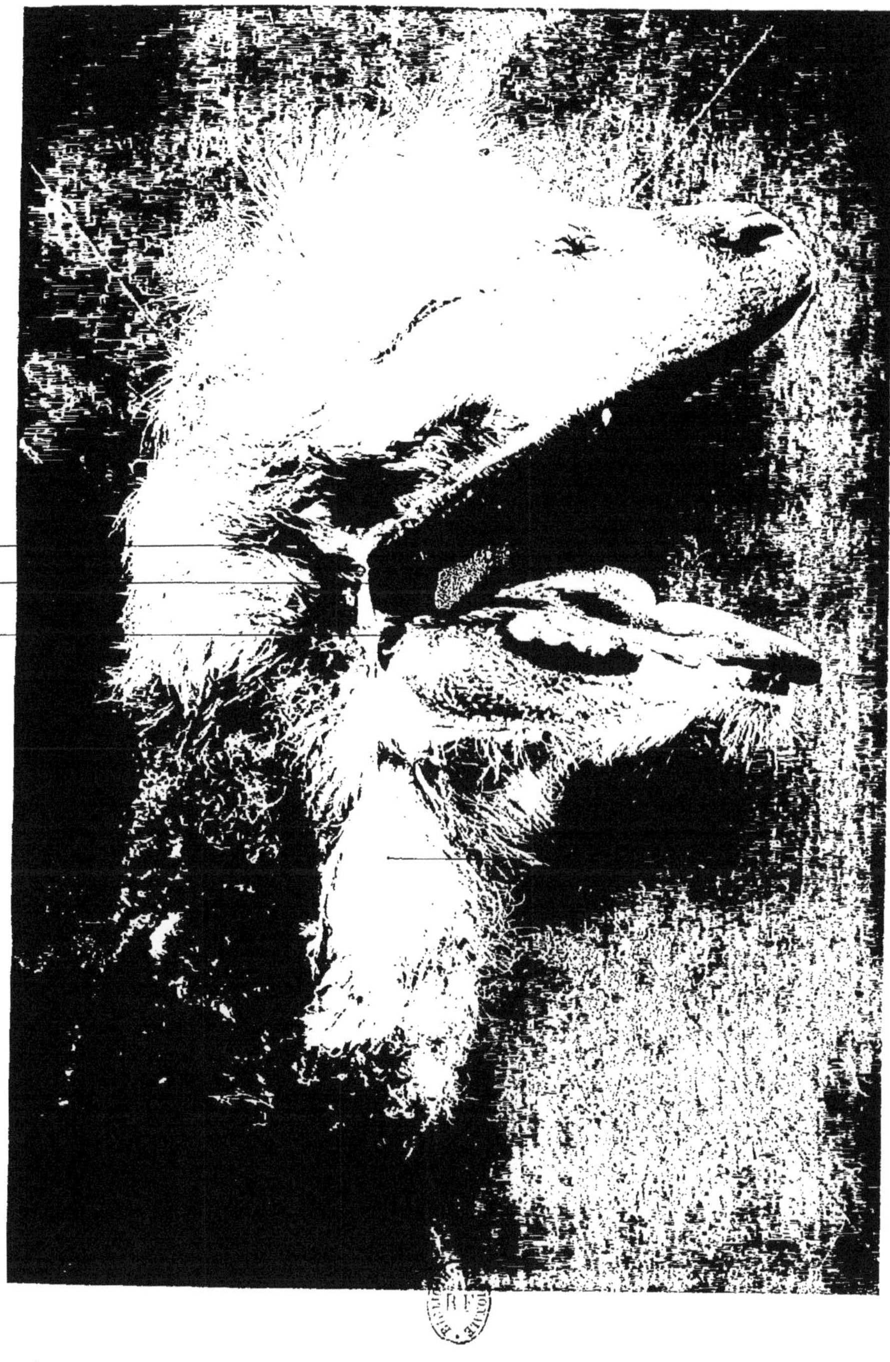
's
i
M

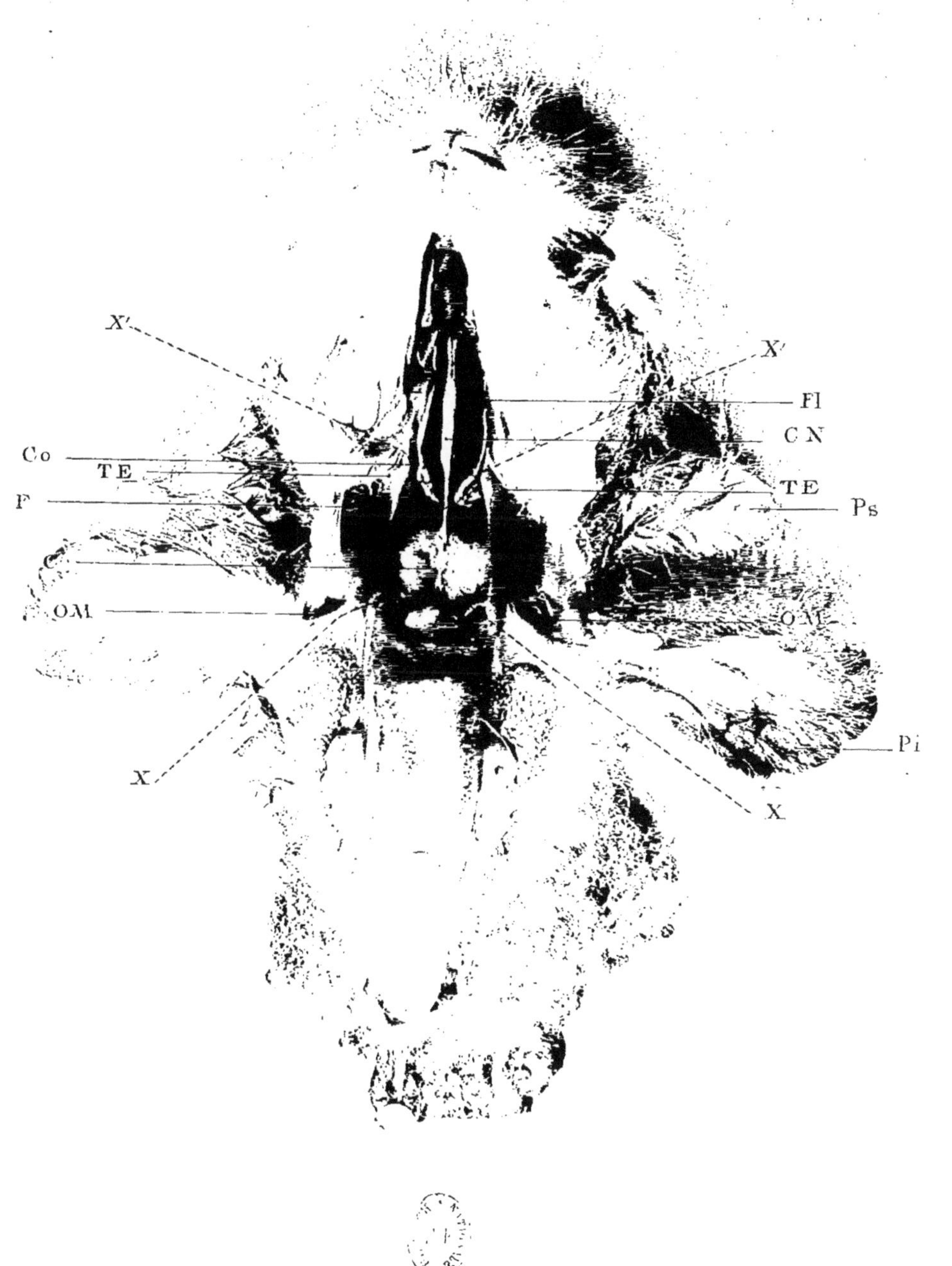
X'
X
Fl
C N
Co
TE
TE
Ps
F
C
OM
O M
Pi
X
X

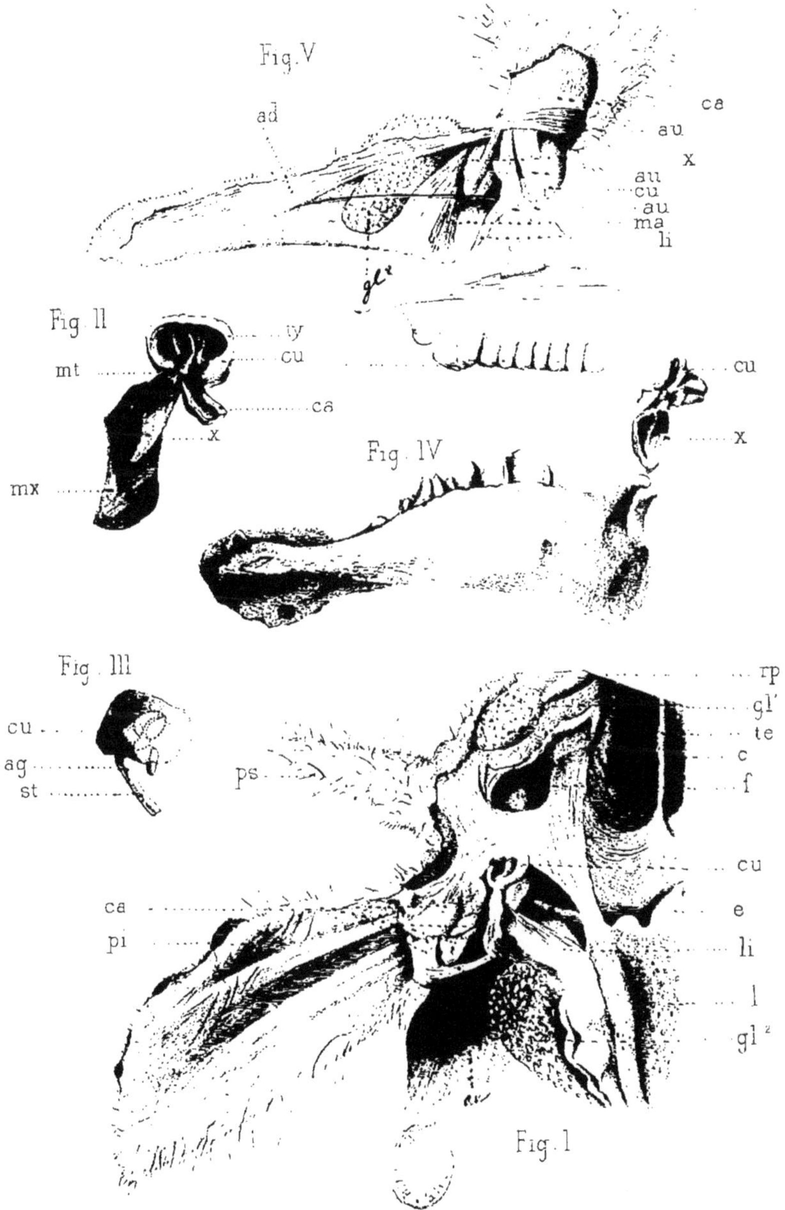
Fig.V
ad
ca
au
x
au
cu
au
ma
li
gl
Fig.II
ty
cu
mt
ca
x
mx
cu
x
Fig.IV
Fig.III
cu
ag
st
ca
pi
ps
rp
gl'
te
c
f
cu
e
li
l
gl²
Fig.I

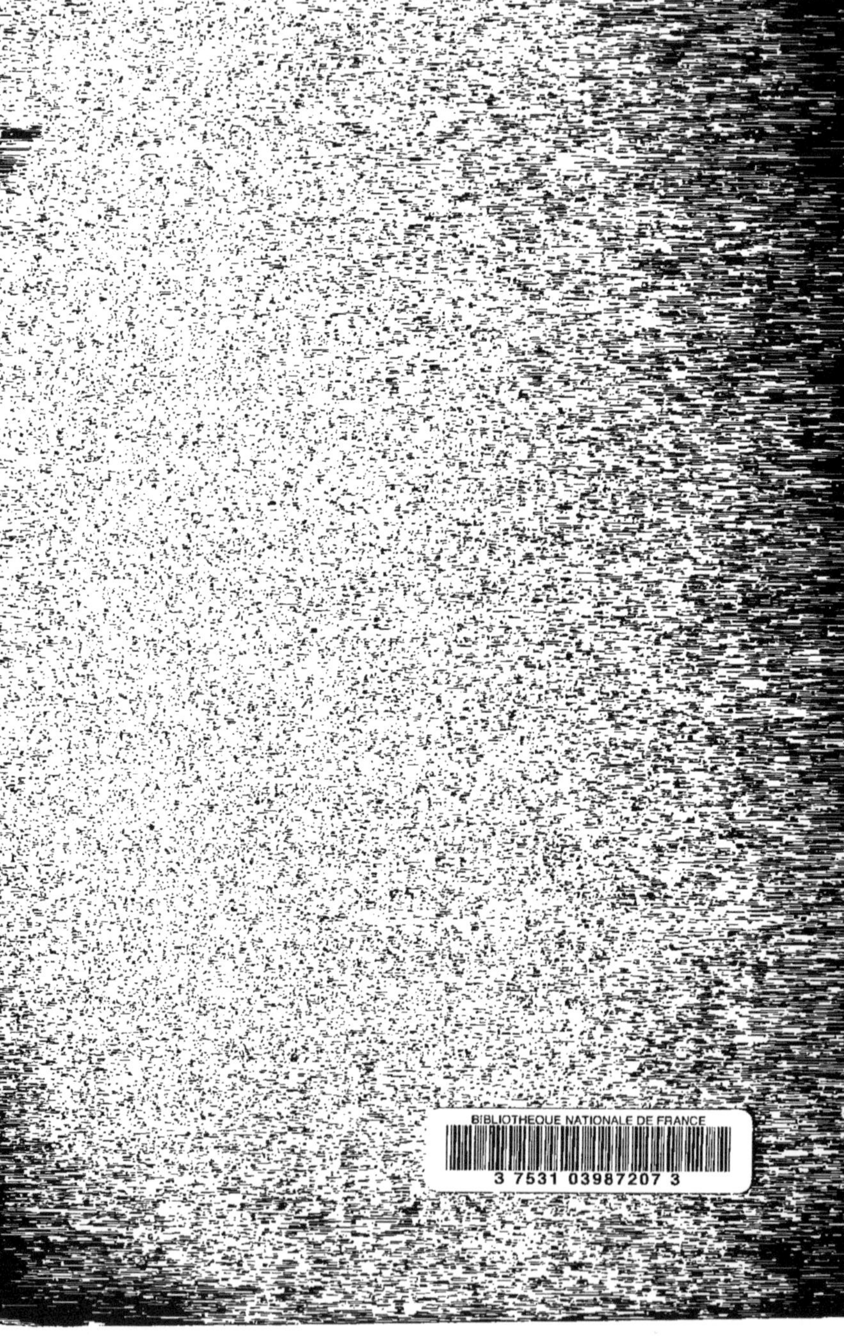